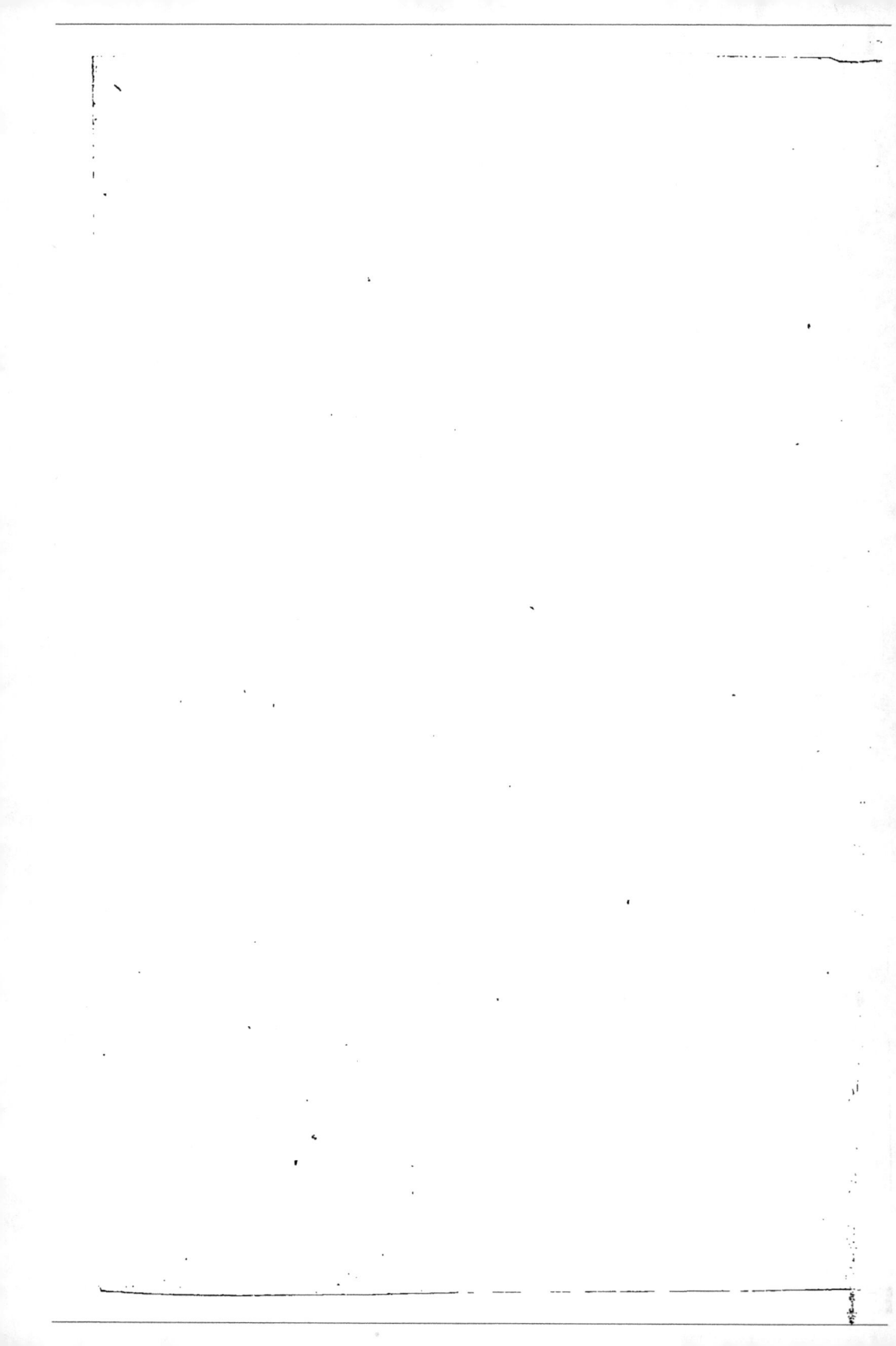

CONSIDÉRATIONS PHYSIOLOGIQUES

SUR

L'OVULATION

CONSIDÉRATIONS PHYSIOLOGIQUES

SUR

L'OVULATION

A PROPOS D'UN CAS D'ÉCLAMPSIE

PAR

Le Dr C. DESHAYES,

Ancien interne en médecine et en chirurgie des Hôpitaux de Rouen,
ancien prosecteur d'anatomie,
Lauréat de l'Ecole de Médecine de la même ville (1864-65-68),
Prix H. Pillore (Médaille d'or, 1,000 fr., 1869.)

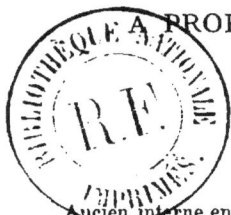

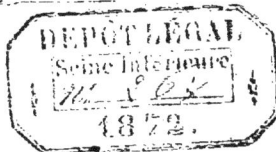

ROUEN

IMPRIMERIE DE E. CAGNIARD,

Rues Jeanne-d'Arc, 88, & des Basnage, 5.

1873.

L'observation suivante que m'a fournie tout récemment ma pratique de campagne m'a paru assez curieuse pour être livrée à la publicité.

Je la ferai suivre de quelques réflexions sur l'intérêt qui s'y rattache, particulièrement au point de vue physiologique.

Un fait en lui-même, je le sais, ne prouve rien, mais il n'en reste pas moins acquis à la science; et puis, si incompréhensibles que nous paraissent parfois encore certains phénomènes vitaux, il n'en est pas moins vrai que nous devons les consigner avec le plus grand soin, dès qu'ils se présentent à nous.

Que si l'on m'objecte que le champ de mes observations est bien isolé, je répondrai que la pathogénie des campagnes est riche de sujets mal étudiés et par conséquent peu connus, et qu'enfin partout où on trouve son bien, on le prend.

Ce mémoire comporte deux points de vue différents ayant pour objectifs ; le premier, l'Eclampsie puerpérale ; et le second, qui n'en découle qu'indirectement, une anomalie dans la grande loi de l'ovulation et de la conception.

I.

OBSERVATION.

Conception chez une femme de cinquante ans. Méno-
pause depuis deux ans. Eclampsie puerpérale:
Guérison. Juin 1872.

Mme X, cultivatrice à la Feuillie (Seine-Inférieure),
âgée de cinquante ans, forte, robuste, à tempérament
sanguin, a eu trois enfants, actuellement vivants ; le
dernier il y a dix-sept ans, n'a jamais eu d'attaques
d'épilepsie, ni d'hystérie, et n'a même, affirme-t-elle,
jamais été malade. La ménopause s'est établie il y a
deux ans, sans troubles marqués, et depuis cette date,
Mme X..., qui est très-intelligente et me rend un
compte exact de son passé, n'a vu revenir ses règles
à aucune époque menstruelle ou non, ni éprouvé le
moindre malaise qui pût s'y rattacher.

Antérieurement, c'est-à-dire depuis sa jeunesse
jusqu'à ces dernières années, cette dame vit toujours
ses menstrues survenir périodiquement, lesquelles
cessaient complètement pendant les grossesses.

Tout était donc, passé et présent, on ne peut plus

régulier, et Mme X... qui, pour ignorer les magni-
fiques travaux de MM. Coste, Pouchet, Robin, Raciborski, etc., n'en connaît pas moins, elle comme bien
des femmes de la campagne, la très-grande relation
qui existe entre la menstruation et la conception, se
croyait-elle et paraissait-elle en droit de se croire à
l'abri d'une nouvelle grossesse.

Les choses en étaient là quand, vers le milieu
d'avril 1872, deux mois et demi seulement avant
l'accouchement, cette dame crut remarquer que son
ventre prenait du développement, et ressentit quelques mouvements. Mais très-indifférente de sa nature,
peu habituée à s'observer, et d'ailleurs rejetant bien
loin l'idée de grossesse, elle continua à travailler
dans sa ferme jusqu'au dernier mois, et alors seulement, les signes de la grossesse devenant évidents,
la réalité lui apparut. Mais l'idée d'être enceinte à
cinquante ans, la crainte d'être tournée en ridicule
(sic) par ses voisines, devinrent pour Mme X... la
cause d'une profonde tristesse que tout le monde
remarqua, mais dont elle garda néanmoins le secret
en elle-même.

Quinze jours environ avant les accidents, il exis-

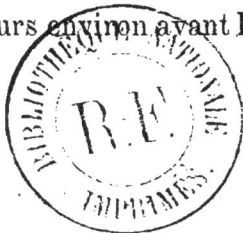

tait, m'a-t-elle dit, aux deux jambes un œdème peu considérable, mais appréciable et que je constatai moi-même au moment de l'accouchement. Je reviendrai sur ce point.

Le 29 juin, je suis appelé pour la première fois, dans la nuit, auprès de la malade, pour l'accoucher. Tout alors se passa comme de coutume. A part quelques vomissements bilieux, qui me parurent sans importance, Mme X... accoucha très-aisément le lendemain matin d'une fille, relativement petite, mais à terme. Rien de particulier dans la délivrance.

La malade est recouchée, heureuse d'en avoir fini, et se trouve, me dit-elle, une demi-heure après la délivrance, on ne peut mieux : Pouls régulier, plutôt ralenti, calme parfait.

Je partis alors, et me rendais dans un village voisin, quand un homme à cheval, envoyé précipitamment à ma recherche, m'annonça que Mme X... se mourait. Je retournai aussitôt, et je trouvai la malade dans un coma profond. La garde me raconta que, peu de temps après mon départ, Mme X... tout-à-coup, avait accusé un violent mal de tête, sans préciser un côté, puis, mais tout cela très-rapidement, que sa figure était devenue rouge pourpre, les yeux hagards. Prenez, prenez mon enfant, s'écrie Mme X..., tassez-le dans le baquet ; elle prononce encore quelques mots sans suite, et aussitôt apparaît une première crise.

J'attendis l'arrivée d'une seconde, qui ne tarda point. En effet, la malade commença à s'agiter plus violemment, et, tout-à-coup, sans pousser un cri, elle s'agite convulsivement : La face est bleuâtre, livide, presque noire, les lèvres sont grimaçantes, et une écume sanguinolente sort non-seulement de la bouche mais aussi de l'arrière-bouche et probablement des voies respiratoires, car à la fin de la crise elle rejette en expuition du sang presque pur.

Je ne décrirai point la crise dans tous ses détails : qu'il me suffise de dire que j'avais en face de moi le type le plus complet de l'éclampsie.

Les lochies qui déjà s'étaient établies, cessèrent complètement pendant cette crise, et à chaque crise le fait se renouvela, c'est-à-dire que, reparaissant dans chaque intervalle, elles cessaient lors des convulsions. Je note ce fait que je n'ai point vu signalé dans les auteurs.

Je restai auprès de la malade toute la journée et toute la nuit, et, dans l'espace de dix heures, je pus assister à huit crises différentes.

J'instituai immédiatement le traitement classique :

Une large saignée et deux lavements à une heure d'intervalle avec *asa fœtida*, 4 grammes chaque. Compresses d'eau froide sur la tête.

La malade ne recouvra point un seul instant sa connaissance et eut, ai-je dit plus haut, huit crises complètes, dont l'état convulsif ne dura jamais plus de deux ou trois minutes, mais qui toujours nous firent craindre par leur intensité la mort du sujet.

Or, à chaque crise, c'est-à-dire sept fois, puisque je n'avais point assisté à la première, je pratiquai une saignée abondante, 500 grammes peut-être, ce qui fait près de 4,000 grammes de sang et je n'exagère pas. Il est vrai de dire que Mme X... était très-vigoureuse.

La distance qui séparait chaque crise alla toujours en s'éloignant au début, ce qui nous donnait espoir, et après la sixième, la malade resta, toujours il est vrai, dans un état très-agité, sans paroles et sans intelligence, près de deux heures sans convulsions. Mais alors survint la septième crise, aussi forte et aussi longue que les premières, laquelle fut suivie quinze minutes après d'une nouvelle et dernière, qui, un peu moins intense, laissa la malade dans un abattement comateux. Cet état diminua peu à peu, pour laisser place à une vive excitation, à tel point qu'il y eut un moment où il fallut l'aide de cinq personnes pour contenir notre malade qui voulait se lever, et déchirait ses draps et nos vêtements. Mais alors la parole revint, et Mme X... versa d'abondantes larmes ; et peu à peu tout s'apaisa. L'œdème des jambes avait disparu, et tout rentra dans l'ordre habituel des choses.

La malade recouvra peu à peu son intelligence, et huit jours après cette terrible scène qui ne dura pas moins de vingt-quatre heures, Mme X... pût se lever sans avoir accusé la moindre douleur du côté du bas-ventre.

Un mois après cependant, notre malade vint me consulter pour une douleur sourde siégeant dans le côté gauche du ventre et causée par un peu de gonflement ou plutôt d'empâtement du ligament large. Le repos et quelques grands bains en eurent promptement raison, et aujourd'hui Mme X... est redevenue aussi forte qu'auparavant malgré ses 4 kilogrammes de sang perdu, et l'anémie passagère qui en avait été le résultat.

L'enfant, dont j'ai cru inutile de parler, avait été aussitôt conduite chez sa nourrice ; elle vit actuellement et se porte bien.

L'urine que je n'avais pu examiner lors des crises, car je me trouvais seul, loin de chez moi, dans un hameau perdu, me présenta encore trois jours après des traces évidentes d'albumine qui depuis ont disparu. Si on ajoute à cette preuve l'œdème anormal des jambes, on trouve évidemment pour cause des accidents l'albuminurie (Rien au cœur).

Néanmoins, il me semble difficile de ne pas tenir compte de la profonde tristesse antérieure de Mme X... et partant de l'influence d'une cause morale.

Enfin, la quantité si abondante de sang enlevé à cette femme, prouve que non-seulement il est utile de pratiquer, dans le traitement de l'éclampsie puerpérale, plusieurs saignées successives, mais encore qu'on se trouve bien d'ouvrir la veine, au moins pour les femmes robustes de la campagne, jusqu'à cessation complète des crises convulsives.

II.

L'observation ci-dessus comporte, au point de vue physiologique, d'autres réflexions non moins intéressantes et que je vais maintenant signaler rapidement.

Loin de nous la prétention de chercher à diminuer en rien la valeur de travaux qui ont aujourd'hui force de loi, tels que ceux de Plagge, de Baer, Purkinje, Coste, Pouchet, Robin, Raciborski, etc. Grâce à ces travaux, la physiologie de la génération est connue presque jusque dans ses phénomènes les plus intimes, mais notre cas nous a paru devoir être publié, précisément à cause de son anomalie qui, du reste, est probablement plutôt apparente que réelle.

Et d'abord, au point de vue de l'âge de notre cliente, il est assez rare de voir la conception avoir lieu à cinquante ans. Je sais bien qu'il s'est rencontré exceptionnellement des femmes de soixante ans, et même soixante-dix ans, qui sont devenues mères, mais cela est très-rare, et puis, chez ces femmes à fécondité surprenante, les règles persistaient. Or, ce qui nous a frappé chez Mme X..., c'est la période de ménopause parfaitement établie depuis deux ans, au moins en ce qui concerne toute manifestation extérieure. Non seulement, pendant ces deux dernières années, Mme X... n'avait jamais eu d'écoulement sanguin, mais elle n'éprouvait aucun signe pouvant s'y rattacher, soit du côté des seins, soit du côté des lombes, des cuisses, du ventre, etc.

D'autre part, de même que, lors de ses époques mensuelles, toute manifestation sanguine avait lieu normalement, c'est-à-dire par la surface utérine, de même, depuis deux ans, Mme X... n'a jamais eu d'autres hémorrhagies supplémentaires, nasale, pulmonaire ou intestinale. Donc, enfin, la ménopause paraissait bien être complète.

Aussi trouvons-nous que certains physiologistes, tout en reconnaissant la valeur de leurs assertions dans la très-grande majorité des cas, ont été trop exclusifs en affirmant, comme Béclard, par exemple, que la cessation des menstrues constitue l'époque où la femme cesse d'être féconde. On m'objectera qu'il n'est pas besoin de manifestation sanguine extérieure pour constituer la menstruation, et qu'il peut y avoir ponte d'un ou plusieurs ovules sans perte de sang, au moins manifeste ; soit, et alors notre cas deviendrait plus facile à expliquer ; mais il est bien rare que la fonction ovarique soit si peu apparente.

Le savant et regretté professeur de Rouen va plus loin lorsqu'il dit : « La fécondation offre un rapport constant avec l'émission des menstrues. Aussi, sur l'espèce humaine, il est facile de préciser *rigoureusement* l'époque intermenstruelle où la conception est physiquement impossible, et celle où elle peut offrir quelque probabilité. » Et il ajoute : « Il existe une coïncidence intime entre les phénomènes menstruels et l'émission des ovules, et, par conséquent, on peut affirmer qu'il est des signes certains qui décèlent, *à l'extérieur*, les possibilités génésiques. Ces signes manquaient évidemment chez notre malade.

Wundt (*Nouveau Dictionnaire de Médecine et de Chirurgie pratiques, article Génération*), dit aussi : « Ces phénomènes (l'ovulation) se révèlent à l'extérieur par la menstruation, qui est exactement synchrone avec l'ovulation.

Nous pourrions puiser à l'infini dans les travaux

des auteurs qui ont étudié cette belle question, et partout nous trouverions ce fait aujourd'hui acquis : Rapport constant entre l'ovulation et la conception.

Or, pour en revenir à notre malade, on ne peut expliquer la conception chez elle que par une ovulation tardive, sans la moindre manifestation extérieure. Peut-être aussi la fonction ovarique, endormie pendant plus d'un an et sur le point de s'éteindre, s'est-elle réveillée sous le coup d'une influence qui nous échappe.

Concluons qu'il est parfois téméraire d'affirmer que, alors même que la ménopause est des plus évidentes, toute conception est devenue impossible.

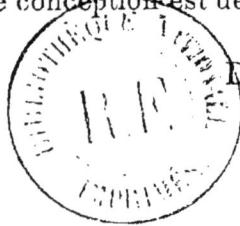

Dr DESHAYES.

Rouen, Imp. E. Cagniard, rues Jeanne-Darc, 88, et des Basnage, 5.